AF375797

Dʳ Charles ROBERT

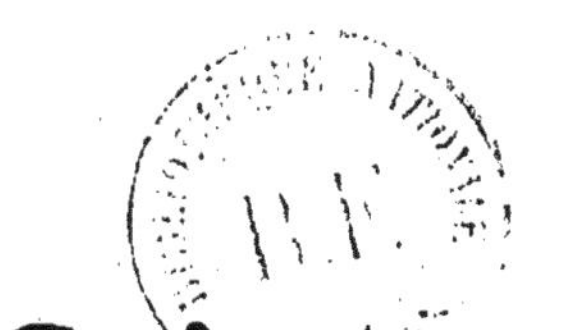

La

Ceinture de Peau

Nouveau procédé pour le traitement des énormes prolapsus du rectum

Son application dans les gastrostomies et dans les éventrations.

LYON
IMP. RÉUNIES

LA CEINTURE DE PEAU

Nouveau procédé pour le traitement des énormes
prolapsus du rectum.

SON APPLICATION DANS LES GASTROSTOMIES ET DANS LES ÉVENTRATIONS

LA
CEINTURE DE PEAU

NOUVEAU PROCÉDÉ

POUR LE

Traitement des énormes prolapsus du rectum

SON APPLICATION DANS LES GASTROSTOMIES & DANS LES ÉVENTRATIONS

PAR

Le Dr Charles ROBERT

LYON

IMPRIMERIES RÉUNIES

8, RUE RACHAIS, 8

1909

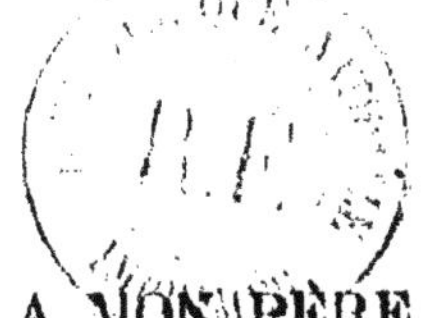

A MON PÈRE ET A MA MÈRE

Faible témoignage de ma vive
affection et de ma profonde
reconnaissance.

A MES FRÈRES

A MA SŒUR

MEIS ET AMICIS

A MES MAITRES

AVANT-PROPOS

Avant d'aborder l'étude de ce travail, qui constitue le couronnement de nos études médicales, notre premier devoir, le plus doux et le plus agréable à remplir, est d'adresser aux Maîtres qui ont bien voulu nous guider dans le cours de nos études médicales et nous accepter comme leur élève, l'hommage de notre reconnaissance et l'expression de notre profond et affectueux respect.

Notre dette de reconnaissance est grande envers tous ceux qui nous ont aidé de leurs savantes leçons et de leurs bienveillants conseils.

Nos anciens maîtres de l'École de médecine de Dijon, guides attentifs et dévoués de nos premiers pas, nous ont appris à aimer la médecine et la chirurgie; ils nous ont fait profiter largement de leur enseignement clinique, leur souvenir restera toujours gravé en nous profondément et ils ont droit à notre plus entière gratitude.

Pendant les deux années que nous avons passées à Lyon, nous avons toujours trouvé auprès de nos maîtres des hôpitaux et de la Faculté un accueil bienveillant, ils nous ont éclairé de leurs sages conseils et ne nous ont pas marchandé leur peine, ni leur érudition. Que ces maîtres daignent accepter l'expression la plus pure de notre reconnaissance.

M. le Dr Duroux nous a engagé à prendre ce sujet de thèse, il ne nous a pas ménagé ses conseils pendant toute la durée de notre travail et nous a guidé dans nos recherches; qu'il veuille bien agréer nos sincères remerciements.

Que dois-je enfin à l'attention paternelle qui, en maintes occasions, me fit profiter de ses longues années d'expérience et me donna auprès des malades de ces conseils que l'on n'oublie pas.

Envers mon père chercherai-je à m'acquitter autrement qu'en m'efforçant de l'imiter ?

M. le professeur agrégé Noré-Josserand, M. le professeur agrégé Gayet, M. le professeur agrégé Patel ont bien voulu faire partie du jury de notre thèse; nous les prions d'accepter nos bien sincères remerciements.

Nous prions M. le professeur Jaboulay de croire à notre vive reconnaissance pour l'honneur qu'il a daigné nous faire en acceptant la présidence de notre thèse.

CHAPITRE PREMIER

Introduction.

M. le Dr Duroux a bien voulu attirer notre attention sur un nouveau mode opératoire, « la ceinture de peau », employé depuis quelques années par M. le professeur Jaboulay dans le traitement de l'éventration et la gastrostomie, et tout récemment dans le traitement du prolapsus du rectum.

Malgré de laborieuses et longues recherches dans la littérature médicale, nous n'avons pu trouver traces d'application de la ceinture de peau à la gastrostomie et au prolapsus du rectum. Mais par contre nous avons pu voir que les chirurgiens du siècle dernier ont apporté tous leurs efforts et tous leurs soins au traitement des éventrations. Depuis longtemps, en effet, les chirurgiens, pour assurer la consolidation de la paroi abdominale, ont appliqué à la suture un soin tout particulier. Ils ont été unanimes à reconnaître l'importance qu'il y avait à réunir plus particulièrement les plans aponévrotiques qui constituaient à leurs yeux le squelette de la paroi abdominale.

Gerdy, dès 1832, employait pour les hernies inguinales, le procédé d'invagination sans résection du sac herniaire; il invaginait le sac, en fixait le fond à la paroi antérieure du canal, l'avivait avec un caustique (l'ammoniaque), puis fermait l'orifice pratiqué, à la paroi antérieure du canal.

John Wood employait aussi la même pratique chirurgicale. Il perfectionna le procédé et fit la suture sous-cutanée du trajet hernaire.

Simon, de Heidelberg, perfectionna cette méthode de la cure de l'éventration sans résection. Le Dr Hadlich décrit dans les *Arch. für Klinische Chirurgie*, tome XX, page 568, le procédé auquel eut recours le professeur Simon dans deux cas de hernie volumineuse de la ligne blanche consécutive à une ovariotomie. Voici en quoi consiste l'opération de Simon :

Après avoir refoulé le sac de la hernie et son contenu dans l'intérieur de la cavité abdominale, il fait une incision circulaire qui pénètre jusqu'aux couches les plus profondes du tissu cellulaire sous-cutané, de façon à avoir un avivement de 2 centimètres de large. Les surfaces d'avivement se réunissent en haut et en bas à angle aigu. Cela fait, il pratique la suture des surfaces avivées de la façon suivante : il établit alternativement des points de suture n'intéressant qu'une faible épaisseur des tissus avivés (sutures superficielles) et des points de suture intéressant toute l'épaisseur de ces tissus (sutures profondes). Simon commence par réunir les bords internes des surfaces avivées à l'aide de points de suture superficielle et les fils sont noués du côté de la cavité abdominale. On ferme ainsi les culs-de-sac cutanés formés par l'invagination de la hernie ventrale. Puis on place une série de sutures plus superficielles et demi-profondes pour rapprocher le reste de la surface avivée; ensuite, des points de suture profonds, comprenant les surfaces avivées dans leur totalité, sont pratiqués. On place un petit drain dans l'angle inférieur de la plaie, afin de permettre l'élimination des produits sécrétés par la plaie et par la peau, produits qui s'accumuleraient dans l'espace situé en arrière des sutures. La cicatrisation de la plaie, une fois obtenue, Simon fait porter aux malades un bandage solide afin d'empêcher une récidive de la hernie.

Dans les deux cas traités par son procédé, le professeur Simon eut un résultat satisfaisant après une seule intervention dans un cas, après quatre interventions dans l'autre.

Hedgar, en 1879, suivit une pratique analogue. Les surfaces avivées présentaient autour de l'orifice d'invagination du sac la forme d'un fer à cheval dont la concavité était dirigée du côté de l'ombilic; mais l'opération ne réussit qu'en partie et ne put être recommencée par suite de circonstances extra-médicales.

Maas, en 1884, eut, par le procédé de Simon, un beau succès. Il s'agissait d'une hernie ventrale consécutive à sept grossesses et du volume d'une tête d'homme. Deux ans plus tard, la guérison persistant, Hoffa en publia alors l'observation.

Balandin, au X° Congrès international de Berlin, a communiqué une cure radicale d'une volumineuse éventration consécutive à une opération césarienne et qu'il fit suivant la méthode de Simon, de Heidelberg.

Dans deux tentatives de cure radicale d'éventration post-opératoire, M. le professeur Jaboulay, malgré les précautions dont il s'était entouré, blessa l'intestin adhérent en cherchant à faire la résection du sac herniaire. Il reconnut alors l'utilité de recourir à un autre mode opératoire, et sans connaître les résultats du professeur de Heidelberg, il préconisa une méthode à peu près similaire. Toutefois, M. Jaboulay y apporta certains perfectionnements qui s'inspiraient des idées nouvelles sur la consolidation de la paroi abdominale et c'est alors qu'il formula la conduite à tenir dans les cas analogues :

« Il faudrait, dans les cas d'éventration avec adhérences intestinales, faire de chaque côté des limites sacculaires et en dehors d'elles, la section de la peau, de l'aponévrose superficielle et des grands droits, dans une partie seulement de leur épaisseur et suturer par-dessus le sac invaginé les surfaces d'avivement. »

C'est ce procédé formulé et appliqué par notre maître, M. Jaboulay, que nous exposerons dans ce travail. Après un exposé général de la technique opératoire, telle qu'elle est appliquée à la clinique de notre maître, nous décrirons successivement dans trois chapitres distincts, l'application qui en a été faite dans :

L'éventration;

La gastrostomie;

Et le prolapsus du rectum,

en indiquant pour chacune de ces opérations les modalités que subit la méthode et les résultats qui ont été observés; en même temps nous dirons les raisons qui nous font préférer ce procédé à tous ceux employés jusqu'à ce jour.

CHAPITRE II

Manuel Opératoire.

Il nous semble rationnel de commencer notre étude par l'exposé général de la méthode. La description que nous en donnons permettra d'en mieux comprendre les avantages et les diverses applications qui en ont été faites.

Le procédé proposé et employé par M. Jaboulay est d'une grande simplicité d'exécution et ne nécessite qu'une instrumentation des plus restreintes :

Un bistouri;

Une pince à dissection;

Quelques pinces de Kocher (pour le cas où les incisions intéresseraient quelques vaisseaux superficiels);

Une aiguille de Reverdin.

Nous décrirons le procédé tel qu'il est employé à la clinique, en envisageant successivement :

La préparation de la région opératoire;

L'opération proprement dite, comprenant :

a) Le tracé des incisions;

b) La dissection d'une partie du lambeau;

c) Les sutures;

d) Le pansement.

Préparation de la région. — L'intervention doit être faite dans de bonnes conditions. Aussi, avant de prendre le bistouri, est-il nécessaire de faire l'antisepsie et l'asepsie de la surface opératoire par les moyens habituels. « De grands bains savonneux préalables, des savonnages répétés avec de l'eau très chaude stérilisée, immédiatement avant l'opération, puis des lavages à l'éther et à l'alcool; telle est la préparation du champ opératoire qu'on a rasé, bien entendu, s'il est nécessaire. »

Nous insistons particulièrement sur cette asepsie de la région opératoire, car, bien faite, on évite la suppuration et l'on facilite du même coup la réunion par première intention.

Opération proprement dite. — L'autopsie du champ opératoire réalisée, le chirurgien commence l'opération qui comprend trois temps : tracé des incisions, dissection des lèvres du lambeau, sutures.

a) Tracé des incisions. — Les dimensions du lambeau à tailler varient suivant la région, suivant le but à atteindre et suivant l'affection à laquelle on appliquera le procédé; aussi ne pouvons-nous, dans cet exposé général de la technique opératoire, donner des dimensions vraiment mathématiques. Chaque chirurgien agira à sa façon suivant les besoins de la cause et donnera aux incisions la longueur qui semblera le mieux convenir à l'application qu'il a à faire du procédé. Toutefois, lorsqu'il s'agira de la largeur minimum à donner au lambeau, il nous semble qu'elle devra avoir au moins 7 à 8 centimètres (nous expliquerons pourquoi à la fin de l'exposé opératoire). Quant à la direction des incisions, nous verrons qu'elles pourront être rectilignes (et en ce cas parallèles entre elles), ou curvilignes (en forme de parenthèses) se regardant par leur concavité.

Pour notre explication, nous exposerons le procédé en nous servant d'incisions rectilignes et parallèles (nous réservant de dire dans le cours des chapitres suivants quelles incisions l'on doit faire, en présence du cas à traiter); et pour plus de simplicité dans notre exposé, nous nous servirons d'un schéma (1) :

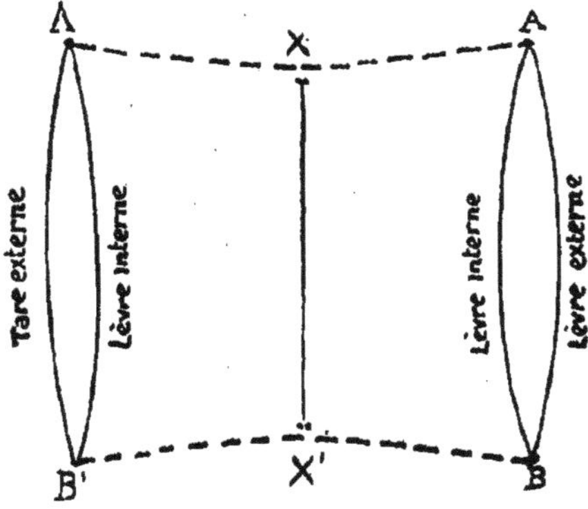

Soit XX' la partie malade. A l'aide d'un bistouri on trace de chaque côté de XX' et autant que possible à égale distance de la partie malade, deux incisions AB et A'B' débordant en haut et en bas la région malade XX'. Ces deux incisions intéressent la peau, le tissu cellulaire sous-cutané et, dans certains cas, le plan musculaire.

b) Dissection du lambeau. — Les deux incisions que nous venons ainsi de pratiquer donnent chacune deux lèvres qui sont, par rapport à XX', l'une interne, l'autre externe. Nous nous proposons maintenant de réunir ensemble, d'abord les deux lèvres internes, puis les deux lèvres externes. Lorsqu'elles seront réunies, elles se superposeront à la ligne XX'. Mais, pour plus de commodité, pour éviter tout tiraillement ou des déchirures possibles lors de la mise en place des fils ou des crins de Florence, il est nécessaire de libérer d'abord les lèvres internes de chaque incision par une dissection sous-cutanée, dissection qui facilitera le rapprochement de ces deux lèvres. On opérera de même avant de rapprocher les deux lèvres externes.

c) Sutures. — La suture comprendra deux temps :

D'abord, les lèvres internes libérées par la dissection, seront réunies par leur surface d'avivement au moyen de catgut, soit par des sutures à points séparés, ou, ce qui est préférable par un surjet. Ainsi est constitué un premier plan cutané profond (véritable cylindre creux de peau, dont la surface interne est représentée par l'épiderme). Puis les lèvres externes des incisions sont à leur tour réunies l'une à l'autre par des points séparés, au moyen de crins de Florence. La réunion de ces deux dernières lèvres forme un deuxième plan cutané superficiel qui double le précédent (véritable pont de peau jeté sur le plan cutané profond). On a ainsi déterminé un canal longitudinal dont les orifices supérieur et inférieur restent ouverts. Il y a là un véritable tunnel sous-cutané (schéma 2).

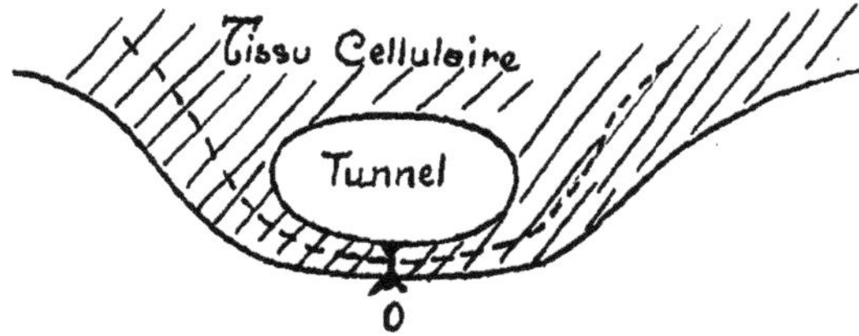

SCHÉMA 2.

Tunnel environné par la peau. En O les sutures des deux lambeaux. Le pointillé indique la séparation virtuelle des deux lambeaux, qui vont se fusionner dans la suite.

Notons que dans le cas des incisions parallèles, il reste souvent à la partie supérieure et inférieure des incisions, lorsqu'elles sont réunies par les points de suture, un espace de forme plus ou moins triangulaire laissant à nu le tissu cellulaire sous-cutané. Quelques points de suture remédieront à ce léger inconvénient, qui ne se produit pas lorsque l'on fait des incisions curvilignes.

Quant à la réunion des surfaces ainsi affrontées elle se fait en général par première intention.

Pansement. — On place sur la plaie de la région opérée des compresses de gaze stérilisée, maintenues en place par des bandes adhérentes au leukoplaste, bandes que l'on place transversalement, c'est-à-dire perpendiculairement aux incisions, et on termine le pansement comme après toute intervention chirurgicale, en ayant soin pour plus de sécurité de serrer fortement les bandes de toile ou de gaze pendant les cinq ou six premiers jours qui suivent l'opération, ou encore par un large bandage de corps fortement serré.

L'opération doit être faite dans de bonnes conditions et aussi aseptiquement que possible pour éviter toute suppuration. Il est bien évident que l'on ne peut pas tenir compte des complications que le chirurgien peut redouter, mais ne peut toujours éviter : suppuration, relâchement de points de sutures, accidents dus quelquefois à l'imprudence des malades.

Nous avons dit plus haut que la largeur du bandeau devait avoir au minimum 7 à 8 centimètres, il est facile maintenant d'en comprendre la raison; les sutures étant faites, nous déterminons un tunnel, un cylindre creux qui va se souiller; or, notre lambeau de 8 centimètres de large nous donne, après réunion sur la ligne médiane, un cylindre dont le diamètre aura environ 2 centimètres et demi. Il sera aisé dans ces conditions de pouvoir le débarrasser des impuretés qui le souilleront, à l'aide d'un tampon de ouate ou de gaze montée sur une pince ; on l'imbibera d'alcool et l'on pourra ainsi débarrasser l'épiderme non seulement de ses souillures extérieures, mais surtout de ses propres sécrétions.

Telle est, brièvement exposée, l'étude générale de la méthode; nous allons maintenant montrer son application dans les divers cas où elle a été employée.

CHAPITRE III

Application à l'éventration.

Les éventrations sont des hernies ventrales plus ou moins volumineuses pouvant se produire au niveau des parois abdominales antérieures et latérales et s'échappant soit à travers un écartement anormal ou accidentel des fibres musculaires ou aponévrotiques, soit au niveau d'une cicatrice ou d'une portion de paroi amincie et affaiblie.

C'est dire qu'il existe deux sortes d'éventrations : les unes consécutives à des traumatismes accidentels, qui sont assez rares, et les autres consécutives à des opérations qui, suivant l'opinion du professeur Gosselin (*Leçons sur les hernies abdominales*), sont assez communes.

Dans notre étude, nous aurons surtout en vue ces dernières, mais nous faisons remarquer que le traitement que nous préconisons s'applique aux unes comme aux autres.

Ces éventrations sont constituées « par la sortie d'une portion ou de plusieurs viscères entiers à travers les bords des muscles droits, à la suite de la distension de la

cicatrice qui les réunit ou par la déchirure de cette cicatrice, ainsi que par le défaut de réunion primitive des
bords aponévrotiques ». (La Torre, Congrès de Genève,
1896.)

Normalement, une plaie de laparotomie se réunit par
première intention. Parfois, par suite de circonstances
qu'il n'a pas été possible d'empêcher (suppuration, relâchement de points de suture, imprudence des malades,
etc.), la réunion manque complètement; le péritoine, les
aponévroses, les muscles et la peau désunis, livrent passage à la masse intestinale; c'est l'éviscération de Cha-
vannaz.

Sans nous arrêter sur les causes et les variétés d'éventration que l'on est susceptible de rencontrer, rappelons
que les hernies ventrales peuvent siéger en des points
variables de la paroi abdominale. Toutefois, les plus
fréquentes sont : celles résultant d'une incision portant
sur la ligne médiane (la hernie, dans ce cas, débute le
plus souvent à l'angle inférieur); celles résultant d'une
incision latérale (l'appendicectomie, par exemple, donne
quelquefois des éventrations, car les fibres musculaires
ayant été coupés en travers s'affrontent difficilement); et
enfin les éventrations résultant d'une distension extrême
de la paroi, la sangle abdominale ayant été forcée par une
tumeur abdominale ascite, des grossesses antérieures
répétées, etc.

Quant au volume de ces hernies ventrales, il varie
évidemment suivant la résistance plus ou moins grande
que la paroi abdominale est en état d'opposer à l'issue
des viscères.

Que l'éviscération soit aiguë ou chronique, partielle

ou totale, elle est une gêne presque continuelle pour les malades qui en sont affligés. Par le volume excessif qu'elles peuvent acquérir (le volume d'une tête d'homme dans un cas relaté par Maas), certaines éventrations constituent une infirmité telle, que la moindre vie active devient impossible. Tout travail demandant un effort est pénible, malgré le port d'une ceinture qui est souvent fort mal supportée, plus souvent encore mal faite ou mal appliquée. De plus, dans les hernies ventrales mal contenues, les viscères : intestin, mais surtout épiploon, contractent avec le sac des adhérences.

Les adhérences intestinales ont, dans les éventrations, une bien plus grande fréquence que dans les hernies ordinaires. Les conditions, en effet, dans lesquelles elles se forment ne sont plus les mêmes. « Le plus souvent, elles surviennent avant l'apparition de toute éventration, étant alors le résultat d'un processus inflammatoire plus particulièrement déterminé par la nature de l'intervention chirurgicale antérieure, l'accolement se fait naturellement entre la ligne d'incision en voie de cicatrisation qui constitue une surface d'avivement et les anses enflammées. » Ces adhérences se font même parfois sur une large surface, amenant ainsi une fusion plus ou moins intime entre les anses intestinales et le péritoine d'où, comme conséquence, une exécution délicate et même dangereuse des laparotomies secondaires, et une difficulté parfois insurmontable a disséquer les différentes couches de la paroi. « Laroyenne disait souvent qu'il fallait se méfier des laparotomies secondaires et redouter les obstacles des anses intestinales adhérentes. »

Ces hernies ventrales sont de plus le siège de douleurs

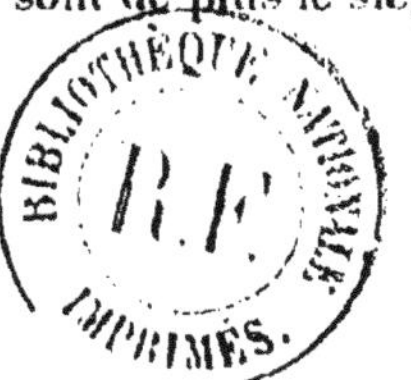

2 HU

fréquentes siégeant dans le voisinage de l'ombilic et pouvant s'étendre jusqu'à la région lombaire : douleurs qui sont vraisemblablement dues aux tiraillements que subissent les adhérences épiploïques.

On a pu même observer des nausées, des vomissements, de l'étranglement, de la constipation, en un mot toute une série de troubles dyspeptiques.

Signalons encore comme troubles rencontrés quelquefois dans les éventrations post-opératoires, un ensemble de malaises neurasthéniques (céphalée en casque, vertiges, inaptitude intellectuelle). « Ces malaises se produisent surtout chez les sujets dont la paroi abdominale, affaiblie et amincie, tombe en besace au devant des cuisses et ne constitue plus pour l'intestin une sangle efficace. » (*In* thèse Serullaz.)

En résumé, la vie d'un éventré est constamment douloureuse et gênante.

Par cet exposé, étant donné que les éventrations post-opératoire peuvent, comme toutes les hernies, être le siège de complications ou d'accidents, étant donnée, d'autre part, la rapidité avec laquelle elles atteignent un volume considérable si elles sont mal contenues ou abandonnées, étant donné enfin qu'elle constituent, lorsqu'elles sont volumineuses, une infirmité des plus gênantes, il est aisé de comprendre que les chirurgiens se soient évertués à chercher un traitement sinon efficace, du moins sans dangers et surtout destiné à soulager les malades atteints de cette infirmité.

Or, le chirurgien se propose un double but : supprimer l'éventration et rendre à la paroi abdominale sa tension physiologique.

Mais, d'une part, il ne faut pas compter sur la réduction d'une éventration, qui est très difficile, plus souvent impossible, les intestins ayant, en quelque sorte, perdu droit de domicile dans le ventre; d'autre part, en raison des adhérences qui ont dû se former dans ce sac herniaire artificiel, en raison des difficultés que l'on éprouve presque toujours à libérer les anses intestinales du péritoine, M. Jaboulay, pour guérir ces éventrations, a-t-il pensé qu'il fallait s'adresser à un procédé qui ne comportât pas l'ouverture du péritoine. Rappelons que c'est à propos du traitement des éventrations que notre professeur indiqua la conduite à tenir en semblable occurrence et formula le procédé décrit précédemment.

Dans le cas d'éventration, les dimensions, la forme, le siège de la cicatrice opératoire qui a été l'origine de l'éventration n'influent en rien sur le procédé. Les deux incisions, curvilignes dans ce cas, à concavité interne, sont pratiquées de chaque côté de l'éventration en dehors des limites sacculaires par conséquent. Cette disposition en parenthèse ( ) a pour but de rendre facile le rapprochement des surfaces d'avivement.

Les incisions doivent porter en dehors des limites sacculaires, car le but recherché est de constituer une barrière la plus résistante possible, pour s'opposer aux viscères qui présentent une tendance à descendre et à forcer la paroi abdominale.

Leur longueur est d'environ 15 centimètres; les extrémités supérieures et inférieures n'arrivant pas en contact. Ces incisions portent sur la peau, l'aponévrose superficielle, et entament le corps musculaire des grands droits; la section des grands droits ne se fait pas dans toute leur épaisseur, pour éviter la blessure du péritoine et des anses intestinales sous-jacentes, et, d'autre part, en entamant les grands droits, nous ne faisons que nous conformer au principe posé par Pozzi et Lucas-Championnière, qui disent qu'il faut toujours en assurer la réunion dans les plaies abdominales.

Puis on fait la réduction des anses intestinales, autant qu'il est possible, en même temps que l'invagination du sac. Et dans un troisième temps on pratique les sutures en commençant par les lèvres internes des deux incisions, qui forment notre premier plan cutané profond, la suture à points séparés des lèvres externes forme le deuxième plan cutané superficiel, qui double le précédent. L'expérience a montré que la suture du plan musculo-aponévrotique donnait, après réunion, une plus grande solidité et une plus grande résistance à la paroi abdominale.

Dans les jours qui suivent l'opération, il faut obtenir des malades un repos complet; de plus, le pansement doit être bien fait, suffisamment large et fortement serré, suivant les principes que nous avons indiqués précédemment. Lorsque les malades pourront se lever (et il est bon de ne pas les faire lever trop tôt), il faudra leur conseiller l'abstention de tout travail pendant plusieurs semaines. « Quant au port d'un bandage ou d'une ceinture, de rigueur pendant les premiers mois au moins, il n'a qu'une puissance bien limitée pour empêcher l'éventration de se reproduire. » Certains malades ont des réunions de la paroi assez solides pour qu'aucune hernie ne suive l'omission du port du bandage. MM. Pozzi, Richelot, Lucas-Championnière en ont cité des exemples multiples. Il est préférable pourtant de suivre les recommandations de Pozzi : « Les malades porteront la ceinture pendant six mois, par prudence, ensuite, ils peuvent s'en dispenser. »

OBSERVATION

Femme de 33 ans qui avait subi, deux ans auparavant, une hystéropexie abdominale.

A son entrée, le 14 juin 1903, on constate une éventration sous-ombilicale, s'étendant sur une hauteur de 12 centimètres environ. On sent parfaitement le pourtour de l'orifice artificiel ; la toux y fait apparaître une hernie assez volumineuse.

En raison des adhérences qui ont dû se former dans ce sac herniaire artificiel, M. Jaboulay s'adresse à un procédé qui ne comporte pas l'ouverture du péritoine.

Le 21 février il intervient. Deux incisions à concavité interne sont pratiquées de chaque côté de l'éventration sur une longueur d'environ 15 centimètres.

Dans un deuxième temps, on pratique les sutures : les lèvres internes sont d'abord suturées entre elles au catgut, puis les lèvres externes, à l'aide de crins de florence.

La réunion se fit par première intention et la malade sortit le 11 mars ; la paroi abdominale paraît avoir une résistance suffisante.

CHAPITRE IV

Application à la gastrostomie.

Cette application du procédé à la gastrostomie n'étant pas indispensable, nous n'en dirons que quelques mots, nous bornant à citer ce que notre maître en dit, dans son *Traité de Chirurgie des viscères et des membres.*

La gastrostomie étant faite suivant la méthode particulière indiquée par notre professeur dans son traité, la sonde étant mise en place, la ceinture de peau, véritable tunnel en ce cas, ne sera pas un traitement curatif de la gastrostomie, mais servira d'appareil de soutien à la sonde et aura pour but de maintenir cette dernière sur la ligne médiane du ventre et de la région sternale.

« A ce moment, écrit M. Jaboulay, je construis autour de la sonde une sorte d'œsophage extérieur à la cavité thoracique. Pour cela, à droite et à gauche d'elle, les téguments sont saisis et attirés sur la ligne médiane, en avant, où ils sont suturés; ils forment ainsi un canal en peau que je descends en bas jusque vers l'ombilic, pour protéger la laparotomie et refouler en dedans la paroi abdominale, et que je remonte sur le devant de la poitrine aussi haut qu'est longue la sonde, celle-ci est ainsi parfaitement maintenue et mise à l'abri des tractions et des déplacements. On remarquera qu'une grande sonde pourrait être remontée jusqu'au cou et introduite dans le pharynx, protégée toujours par son canal en peau prolongé jusque-là; les liquides alimentaires, au lieu d'être crachés dans un entonnoir aboutissant à la sonde stomacale, comme dans les gastrostomies ordinaires, pourraient être déglutis et arriveraient à l'estomac après avoir, dans cette grande sonde entourée de son œsophage cutané, contourné la face antérieure de la poitrine. »

L'application particulière du procédé dans la gastrostomie, consiste à pratiquer deux incisions rectilignes d'une longueur de 8 à 10 centimètres, distantes l'une de l'autre d'environ 6 centimètres et parallèles à la ligne médiane. Les sutures sont faites comme il a été dit dans le manuel opératoire.

Les nombreuses applications qui en sont faites à la clinique nous ont montré que la sonde était convenablement maintenue et ne se déplaçait jamais, étant parfaitement protégée contre les tractions et les excursions variables qu'elle peut effectuer dans le lit du malade, à l'occasion d'un mouvement.

CHAPITRE V

Application au prolapsus du rectum.

Le prolapsus du rectum, cette infirmité qu'on a dite longtemps l'opprobre de la chirurgie, est loin, comme le dit Auguste Broca, d'en être devenue la merveille; et cependant on a cherché de tout temps à y remédier par les opérations les plus variées. Cruveilhier disait déjà : « Je crois qu'il serait difficile d'imaginer une méthode, un procédé qui n'ait pas été tenté. » Et d'un autre côté, il serait peut-être prématuré de porter un jugement définitif sur la valeur relative de toutes les méthodes, certaines d'entre elles sont d'une application trop récente et trop restreinte pour qu'elles aient reçu la consécration du temps et de l'expérience.

Cruveilhier définit le prolapsus : « Le déplacement dans lequel l'intestin rectum s'échappe par l'anus. »

Le prolapsus n'est pas, à dire vrai, une affection commune; la fréquence est plus grande aux âges extrêmes de la vie, alors que les tissus n'ont pas encore acquis ou ont déjà perdu leur tonicité normale.

Chez l'enfant, il n'intéresse que la muqueuse et cède

presque toujours à des précautions hygiéniques et à une thérapeutique peu compliquée. Chez le vieillard, il se produit le plus souvent à la suite de maladies générales. C'est surtout chez l'adulte que le traitement du prolapsus rectal acquiert une réelle importance, parce que à cet âge, la muqueuse prolabée a fini par entraîner les autres tuniques et que le prolapsus est devenu total. Aussi, médecins et chirurgiens ont depuis longtemps cherché à guérir cette malheureuse infirmité, et les travaux, pas plus que les méthodes de traitement, ne manquent à ce sujet.

Normalement, le rectum est maintenu en place, d'une part, par le méso-rectum qui l'applique contre la paroi de l'excavation pelvienne (c'est le groupe intra-pelvien); d'autre part, par les plans musculo-aponévrotiques qu'il traverse avant d'aboutir à l'anus (releveur de l'anus, muscle ischio-coccygien, sphincter anal, aponévroses du périnée : c'est le groupe périnéal).

Le prolapsus du rectum, qui appartient, comme les hernies, à la classe des déplacements morbides, implique comme condition première, un affaiblissement des moyens de fixité, et comme condition seconde, une force capable de pousser l'intestin hors du bassin. Celle-ci est représentée par la pression intra-abdominale, essentiellement variable, suivant l'état de repos ou l'état d'effort.

Le groupe intra-pelvien joue le rôle prédominant dans la statique du rectum; l'action du groupe périnéal est accessoire. La destruction des sphincters, des releveurs et des ischio-coccygiens, observée à la suite des suppurations pelvi-rectales supérieures, des opérations de grandes fistules et de l'ablation de cancers, n'entraîne pas le prolapsus. Au contraire : l'insuffisance primitive du groupe intra-pelvien suffit à le créer, malgré l'intégrité du périnée. En résumé, la cause déterminante du prolapsus réside dans l'affaiblissement ou la destruction des moyens de fixité et de contention; la cause efficiente, dans la tension intra-abdominale.

Il est bien rare que l'atonie du sphincter ouvre la scène du prolapsus. La diminution de la contractilité anale est un phénomène secondaire, excepté toutefois dans le rachitisme.

Deux forces antagonistes président à l'acte de la défécation normale : les fibres musculaires du rectum et la paroi abdominale d'une part, le sphincter de l'autre. L'expulsion régulière nécessite une contraction modérée des muscles de l'abdomen, une tonicité suffisante des sphincters. Or, la poussée subie est variable dans sa fréquence et son intensité; la laxité de la muqueuse sur la musculeuse sous-jacente, est, elle aussi, très variable. « Exagérez l'effort, diminuez la résistance, et vous aurez des prolapsus que vous pourrez appeler dans les cas tranchés : de force ou de faiblesse; mais en sachant bien que dans les cas intermédiaires, ces deux facteurs s'associent en proportion très variables. » (Broca, *Maladie de l'Enfance*.)

« La position prise pendant l'acte de la défécation a un rôle capital, et la station assise et surtout accroupie, qui est la plus habituelle, est désastreuse à ce point de vue, car elle écarte les fesses et fait béer l'anus; pour Powel, elle est la cause de tout le mal. On sait, d'ailleurs, qu'on guérit presque tous les prolapsus des enfants en les faisant aller à la garde-robe dans le décubitus horizontal et c'est là une précaution essentielle à prendre chez les opérés de prolapsus rectal. » (*In thèse Lemor-nant.*)

La diminution des moyens de fixité du rectum est de tous les âges. On invoque aussi le relâchement des tissus, dû à la sénilité, à toutes les déchéances organiques, aux habitudes de pédérastie passive (Mollière, Pfahler), à l'introduction d'un corps étranger dans le rectum, etc.

Chez l'enfant, en dehors de la rectitude du sacrum, qui fait que le bol fécal passe à travers la filière ano-rectale en boulet de canon, tendant à tout entraîner.devant lui, le rôle le plus important paraît dévolu au relâchement sphinctérien (Duchaussoy) et d'après Broca, au rachitisme.

Outre cette notion étiologique capitale, nous devons noter chez l'adulte comme chez l'enfant — les efforts de défécation exagérés — l'alternance de diarrhée et de constipation, la dysenterie avec son cortège de faux besoins, d'épreintes continues déterminant des efforts d'expulsion intenses et répétés; le séjour prolongé de l'enfant sur le vase; les ascarides; les calculs de la vessie; le prépuce adhérent (Bruyant); le phimosis (Allingham); les grossesses répétées, les tumeurs du petit bassin, les avortements. Il peut arriver qu'il soit commandé par certaines affections de l'extrémité inférieure du tube digestif (hémorroïdes, polypes, rétrécissements, cancers); chez le vieillard, les hypertrophies prostatiques, les rétrécissements de l'urètre, etc. Bœckel mentionne enfin certains rétrécissements congénitaux, haut situés, et que le bol fécal chasse devant lui hors de l'anus.

Un cas fut observé par M. Jaboulay, dans lequel le prolapsus était consécutif à la destruction du sphincter

anal par un chancre mou datant d'un an et demi (il fit
une colopexie et il y eut guérison opératoire).

On voit encore le prolapsus se produire dans des cas
beaucoup plus rares, il est vrai, chez des sujets jeunes
et vigoureux; on se trouve en présence d'un prolapsus
assez volumineux, mais rentrant de lui-même après chaque selle, ou tout au moins très facilement réductible.
Chez ces sujets, doués d'une musculature puissante, on
doit évidemment attribuer le prolapsus à leur trop
grande puissance musculaire. A ces derniers malades,
Dionys conseillait, comme moyen palliatif, de se livrer
à la défécation assis « entre deux ais fort étroits, qui,
serrant les fesses, empêcheront le boyau de sortir ».

Les diverses causes de prolapsus étant décrites, quelles sont les différentes formes qu'il peut prendre? Le prolapsus rectal offre plusieurs degrés. Tantôt il est constitué par la muqueuse seule, qui, grâce à la laxité du
tissu cellulaire sous-muqueux, glisse sur les tuniques
musculaires et sort par l'anus, c'est le prolapsus mu-
queux, c'est selon la comparaison de Cruveilhier, la dou-
blure trop lâche qui dépasse la manche de l'habit.

Tantôt il est constitué par l'ensemble des tuniques qui
se sont échappées à travers le plancher périnéal, c'est
le prolapsus total ou complet avec ses deux variétés :
rectale ou recto-colique, suivant que le rectum seul, ou
le rectum et le côlon sont procidents. Telle est la division
classique.

Au point de vue thérapeutique et opératoire, nous
distinguerons trois sortes de prolapsus :

1° Ceux de petits volumes, récents, ne sortant qu'au
moment de la défécation et des violents efforts, réducti-

bles quelquefois avec peine (prolapsus des jeunes gens et des adultes).

2° Les prolapsus anciens sortant au moindre effort, ou quand le malade est debout, *facilement réductible* (chez les vieillards, les cachectiques, les femmes épuisées par de nombreuses grossesses).

3° Les prolapsus anciens, constamment dehors, irréductibles, ayant subi des poussées inflammatoires fréquentes, accompagnées de fièvre, d'hémorragies, dont l'intestin est épaissi, ulcéré (il peut être suivi de rétrécissement ou de dégénérescence néoplasique).

Le prolapsus rectal étant ainsi défini, ses diverses causes étant connues, ainsi que ses divers degrés, quelles seront ses indications opératoires ?

Le prolapsus est une affection incurable spontanément. C'est une infirmité qui finit par rendre insupportable la vie des malades qui en sont atteints et qui, par ses complications, devient une menace permanente d'accidents qui peuvent être mortels.

C'est une infirmité grave; le prolapsus finit tôt ou tard par devenir incoercible, il ne sort plus seulement pendant la défécation, il est toujours dehors : le moindre effort, la station debout déterminent l'issue du rectum; les malades ne peuvent plus s'asseoir; les bandages et les appareils ne contiennent plus cette masse et le repos au lit seul permet à la réduction de se maintenir. La marche du malade devient pénible, gêné qu'il est dans ses mouvements par la présence hors de l'anus d'une tumeur dont les dimensions sont parfois considérables. La rectite est fatale; sous l'influence des frottements continus et répétés des parois du rectum prolabé contre les parlies postéro-internes des cuisses et les vêtements, la muqueuse devient peu à peu enflammée, laisse suinter continuellement un liquide glaireux et filant, parfois teinté de sang ou de pus, et le processus inflammatoire peut, soit amener la formation de cavités ulcéreuses, soit aboutir à une induration de la muqueuse incurvée. Non seulement le prolapsus est irrité, mais les régions cutanées avec lesquelles il est en contact permanent ne sont pas à l'abri de l'inflammation.

La région fessière et la partie interne des cuisses sont le siège d'un érythème d'intensité variable, léger ou diffus, souvent douloureux et provoquant d'insupportables démangeaisons.

Dans les cas de dilatation de l'orifice anal, surtout dans les prolapsus un peu anciens, il y a incontinence des matières fécales, par suite de la parésie du sphincter dilaté et de l'insensibilité de la muqueuse rectale, qui est devenue incapable de reconnaître le passage des matières. Cette incontinence peut aboutir à une diarrhée profuse, l'état général devient mauvais, le malade se cachectise, le rectum irrité par l'issue continuelle des fèces s'enflamme souvent, s'ulcère et se désagrège. Dans les formes aiguës, les complications surviennent brusquement avec un cortège de symptômes parfois très alarmants. La maladie, outre la diarrhée et l'éruption, se complique d'hémorragies survenant pendant les efforts de défécation et s'accompagne d'une vive douleur. Les hémorragies peuvent se répéter, une anémie grave survient et le malade peut succomber dans une syncope.

L'irritation de la muqueuse rectale éversée peut aboutir à la suppuration; le liquide glaireux d'abord devient purulent par suite de la septicité du milieu rectal, et la purulence finit par s'installer définitivement, elle peut devenir très abondante; il se forme sur toute la surface de la muqueuse des ulcérations grisâtres, sanieuses; le malade est en proie à une véritable infection purulente.

La rupture du rectum a été signalée.

Des hémorroïdes volumineuses peuvent compliquer le prolapsus et sont très douloureuses; elles ont pour conséquence d'entraîner une difficulté de la défécation et une sensation pénible de pesanteur au niveau de la région anale.

Mais la complication la plus fréquente est l'irréductibilité et l'étranglement du prolapsus, et c'est le sphincter contracturé qui est l'agent de cet étranglement, et la gangrène peut en être la conséquence.

Dans certaines de ses formes, le prolapsus du rectum est donc une des affections les plus graves que la chirurgie puisse avoir à traiter. Aussi, devant la possibilité des accidents signalés ci-dessus, on ne doit pas discuter l'opportunité du traitement opératoire.

Le nombre des opérations créées en vue de guérir le prolapsus est considérable. Nous ne les décrirons pas ici, aucune n'étant, de l'avis unanime, le procédé de choix à employer. Tous les procédés et toutes les méthodes ont donné des succès et ont eu des revers; c'est qu'il n'existe pas un traitement infaillible, unique du prolapsus.

La cause déterminante de prolapsus, nous l'avons dit plus haut, réside dans l'affaiblissement ou la destruction des moyens de fixité et de contention; la cause efficiente dans la tension intra-abdominale. On cherche donc à combattre le relâchement des appareils de suspension et de contention, à supprimer les efforts.

Mais à côté du prolapsus qui est un fait mécanique, il est un fait dynamique : la perte des propriétés fondamentales des tissus (tonicité et contractibilité des muscles lisses et striés, élasticité et résistance des tissus élastiques et fibreux). Comment y remédier ? L'opération la plus rationnelle et la mieux conduite se heurte à ces difficultés.

Ne pouvant atteindre le fait dynamique, les chirurgiens se bornent à lutter contre le fait mécanique : l'abaissement et la hernie du rectum; et, suivant l'idée pathogénique dominante, on les voit rétrécir l'anus et le rectum, supprimer l'intestin procident, ou bien essayer de le réduire et de le maintenir fixé dans le bassin par des adhérences artificielles.

Dans quels cas appliquerons-nous notre méthode ?

Il est bien entendu que par notre procédé nous n'aurons la prétention de guérir tous les prolapsus; nous ne l'appliquerons que lorsque le prolapsus sera réductible, peu importe que celui-ci soit ancien ou récent.

Comment, par notre procédé, lutterons-nous contre le prolapsus du rectum ?

Il nous faut faire un point d'appui solide et résistant empêchant l'abaissement du rectum. Nous allons alors former, comme pour le traitement des éventrations, une sangle qui maintiendra le rectum, le prolapsus étant préalablement réduit et l'empêchera dans la suite de se reproduire. Pour ce faire, dans le périnée postérieur, à droite et à gauche de l'anus, nous traçons une incision curviligne. Ces deux incisions embrassant par leur con-

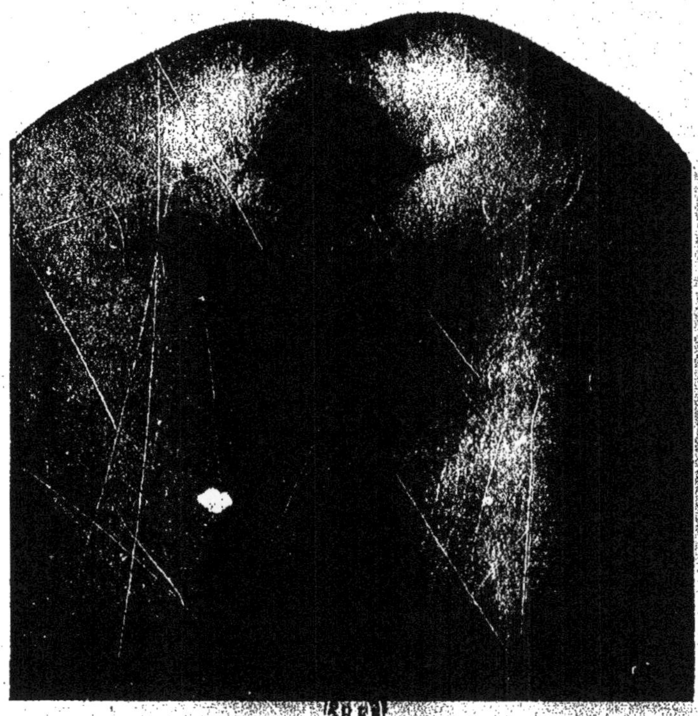

1. — Prolapsus rectal avant l'opération.

cavité l'anus, elles ont une longueur de 8 centimètres;
elles déterminent chacune deux lèvres que l'on réunit et
suture par-dessus l'anus, comme il a été dit lors de l'exposé du manuel opératoire. Un pansement fortement
serré est mis sur la région opératoire, le malade restera
au lit pendant une dizaine de jours et, afin d'obtenir une
réunion parfaite, il sera bon de le constiper pendant les
quatre ou cinq jours qui suivront l'opération.

Observation (inédite)

F... J., 66 ans, maçon, veuf, femme morte d'accident ; a une
fille bien portante.

Antécédents héréditaires. — Parents morts d'affections in-
connues.

Antécédents personnels. — Pas de maladie dans l'enfance.
Les renseignements donnés par le malade sont peu précis.
Il aurait été opéré deux fois à la salle Saint-Philippe, par
M. le professeur Poncet.

La première fois, pour une fistule anale.

La deuxième fois, pour un calcul vésical.

En 1902, le malade étant sur un toit, ses pieds glissèrent, et
il fit une chute à califourchon sur le faîtage du toit. Après
cette chute, il n'a pas souffert et a continué à travailler pendant un mois. A partir de ce moment, après un jour ou deux
de légères douleurs, qui n'ont gêné ni la défécation, ni la
marche, il a senti que quelque chose coulait dans son pan-
talon pendant qu'il travaillait. Il a constaté alors du sang, un
liquide jaunâtre et des débris d'un vilain aspect. Le malade
entre à l'hôpital le 21 novembre 1903, dans le service de M. le
professeur Jaboulay.

A l'examen : Issue par l'anus d'un boudin intestinal de
10 centimètres de long, réductible. Anus dilaté, sphincter
lâche, périnée mou et dépressible.

Opération. — Le 23 novembre : périnéorrhaphie. En juillet 1906, le malade revient dans le service pour un prolapsus du rectum de 10 centimètres de long.

Opération. — On fait au malade une ceinture fessière en peau. Guérison pendant deux ans.

Le malade rentre de nouveau dans le service, le 4 janvier 1909, car depuis six mois, le prolapsus reparaît par intermittence, atteignant, au dire du malade, une longueur de 12 à 15 centimètres.

A l'examen, dans la station debout, le rectum fait issue sous forme d'un boudin rouge sombre sillonné de plis transversaux irréguliers ; il mesure une longueur de 4 à 5 centimètres, et est facilement réductible.

Opération. — Le 5 janvier, le prolapsus est réduit, puis deux incisions curvilignes sont pratiquées dans le périnée postérieur, embrassant l'anus dans leur concavité. On suture entre elles les deux lèvres internes des incisions, puis par dessus les deux lèvres externes, de façon à avoir un tunnel cutané de direction antéro-postérieure. Pansement compressif pendant les jours qui suivent.

Le malade sort le 12 février complètement guéri, et la ceinture fessière est très résistante ; le malade peut se pencher en avant et se baisser, comme un individu normal, le prolapsus ne reparaît pas.

Nous l'avons revu le 22 avril ; le malade est très content de son opération ; la guérison est persistante.

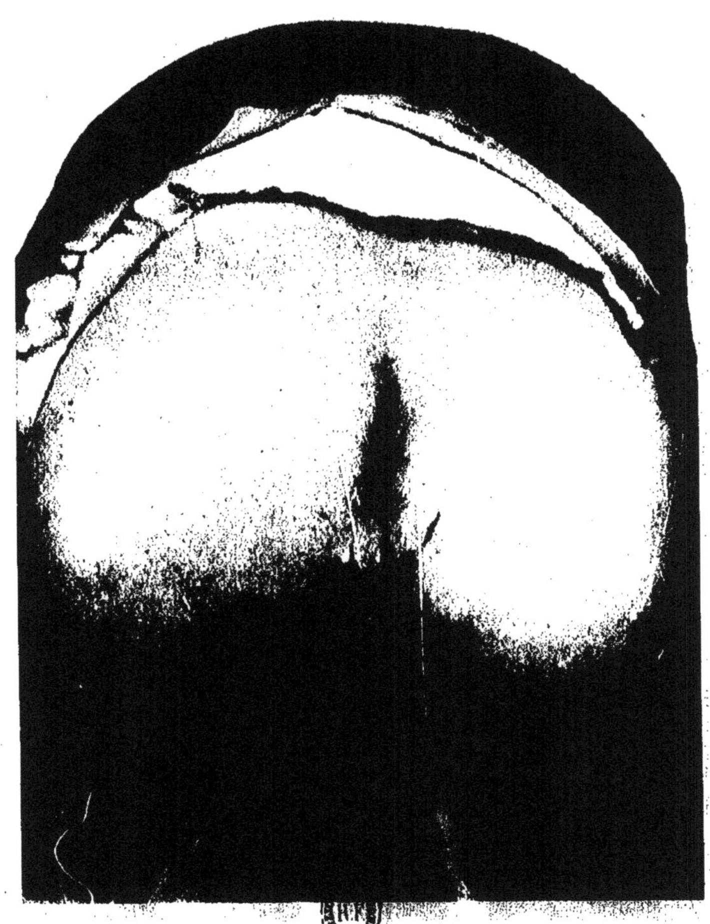

II. — Après l'opération.

CONCLUSIONS

I. — La ceinture de peau est un appareil simple et d'une
exécution facile.

C'est un appareil naturel de soutien.

II. — Cette méthode est, depuis plusieurs années déjà,
employée par M. Jaboulay dans le traitement des éventrations et de la gastrostomie; tout récemment, il vient
d'en faire une application nouvelle dans le traitement du
prolapsus du rectum.

III. — Le principe de la méthode est des plus sim-
ples :

Deux incisions parallèles ou curvilignes suivant les
cas, sont tracées à droite et à gauche de la région malade; les lèvres internes sont d'abord réunies entre elles
par leur surface d'avivement à l'aide d'une suture au
catgut; puis les lèvres externes sont réunies de même
entre elles par des crins de Florence.

La réunion étant faite, on obtient deux plans cutanés :
l'un superficiel, l'autre profond, qui forment ainsi un tunnel en peau.

IV. — La présence des deux orifices supérieur et inférieur permet de faire facilement la toilette de ce tunnel sous-cutané.

V. — Les incisions intéressent la peau, le tissu cellulaire sous-cutané et le plan musculo-aponévrotique.

VI. — Son application à l'éventration et au prolapsus du rectum est précédée tout d'abord de la réduction de ces tumeurs.

VII. — Cette méthode appliquée au traitement des éventrations avec adhérences, a l'avantage de ne pas être une opération grave : on n'intervient pas sur le péritoine, et on n'a pas à s'inquiéter des adhérences et des néoformations.

Le double étage de peau donne à la paroi une solidité suffisante : véritable sangle abdominale.

VIII. — Son application au prolapsus du rectum forme une barrière suffisante, un point d'appui solide et résistant, empêchant le prolapsus de se reproduire; il est vrai de dire que quelquefois une seule opération ne suffit pas, mais cette dernière étant sans danger et d'une grande simplicité d'exécution, il est facile de la refaire une seconde et même une troisième fois.

IX. — Son application à la gastrostomie n'est pas indispensable, n'en étant pas un moyen curatif; elle a pour but de soutenir la sonde œsophagienne et de la soustraire aux tractions et aux déplacements.

X. — Les diverses applications faites par M. le professeur Jaboulay ont donné d'excellents résultats dans les óventrations. Les douleurs et l'inaptitude au travail que présentaient certains malades ont cessé. Il est à désirer que son application se fasse à nouveau dans le prolapsus du rectum; la seule observation que nous rapportons ne nous permet pas encore d'en apprécier la valeur réelle.

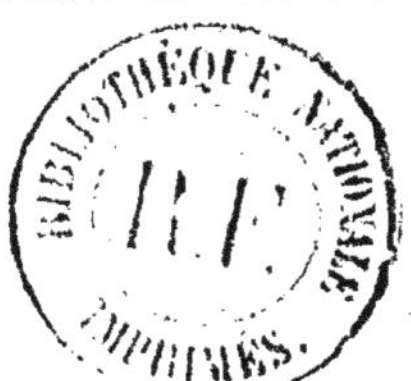

BIBLIOGRAPHIE

Bonavita. — Éventrations, thèse de Lyon, 1895.

Cavaillon. — Traitement de l'éventration par le procédé de Jaboulay, Soc. sc. méd., 1903.

Cruveilhier. — Prolapsus. Anatomie pathologique.

Gauthier. — *Gazette des Hôpitaux*, n° 52, 1891.

Gil Wylie. — Ventral hernia, caused by laparotomie, *Amerie. J. of obstetrics*, 1887.

Dictionnaire Dechambre. — Art. éventration.

Jacquod. — Du prolapsus rectal irréductible ou étranglé, thèse de Paris, 1901.

Joly. — Contribution à l'étude du prolapsus du rectum, thèse de Paris, 1902.

Jaboulay. — Cliniques chirurgicales, Chirurgie des viscères et des membres, 1900-1902.

Lenormant. — Prolapsus du rectum, thèse de Paris, 1903.

Lucas-Championnière. — Cure radicale des hernies. Paris, 1892.

Lyot. — Traitement des prolapsus du rectum, thèse de Paris, 1890.

Maydl. — *Wiener. Med. Presse*, n° 40, 1886.

S. Pozzi. — Traité de gynécologie.

H. Reigner. — Essai sur les hernies ventrales, thèse de Paris, 1878.

RICHELOT. — Société de chirurgie

SERVILLAZ. — Les éventrations post-opératoires, thèse de Lyon, 1895.

SOULIÉ. — Contribution à l'étude des prolapsus du rectum, thèse de Paris, 1891.

TOURNENIELLE. — Les éventrations post-opératoires, thèse de Paris, 1901.

P. WERTHEIMER. — Essai sur les hernies consécutives aux opérations de laparotomie, thèse de Paris, 1888.

1908. — Imprimeries Réunies. 8, rue Rachais, Lyon

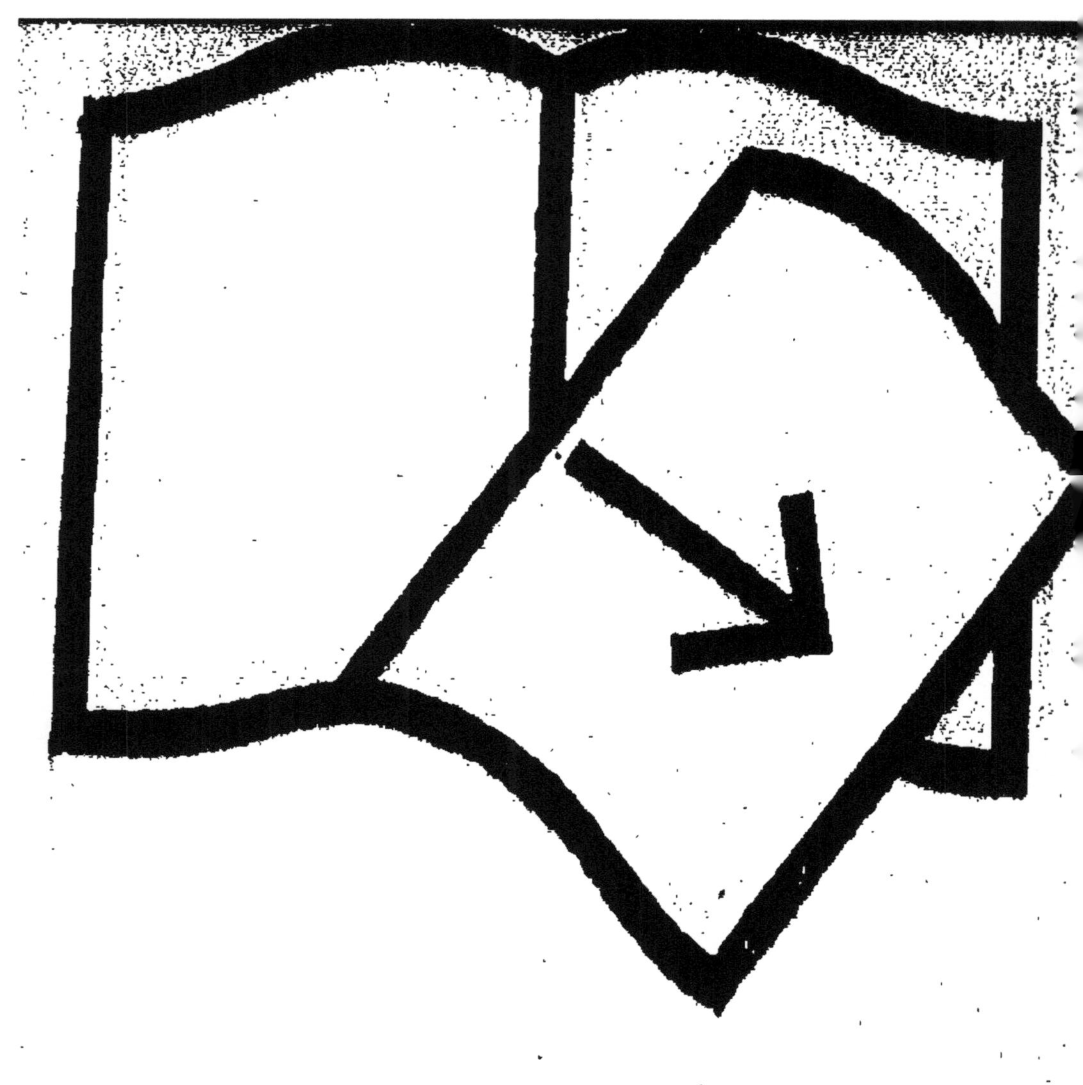

Documents manquants (pages, cahiers...)
NF Z 43-120-19

9 782016 162255